NOUVEAU

TRAITEMENT RESPIRATOIRE

DES

MALADIES CHRONIQUES

DE

LA POITRINE

PAR

LE Dʳ CORBEL LAGNEAU

Médecin honoraire des établissements de la Légion d'honneur,
médecin du théâtre impérial de l'Opéra-Comique,
ancien membre de la Société de médecine pratique,
membre de la Société médicale du neuvième arrondissement, etc.

PARIS

P. ASSELIN, GENDRE ET SUCCESSEUR DE LABÉ,

LIBRAIRE DE LA FACULTÉ DE MÉDECINE,

Place de l'École-de-Médecine.

1861

NOUVEAU

TRAITEMENT RESPIRATOIRE

DES

MALADIES CHRONIQUES

DE

LA POITRINE

Paris. — Typographie HENNUYER, rue du Boulevard, 7.

AVANT-PROPOS

Quelque minime que soit l'importance d'une découverte ou d'une application dans les sciences, dès qu'elle intéresse l'humanité, nul ne doit taire et garder pour lui seul ou pour un petit nombre ce qu'il croit pouvoir être utile à ses semblables.

C'est pour cette raison que je crois devoir faire connaître au corps médical et aux malades, non pas un nouveau médicament, mais une forme nouvelle sous laquelle on peut administrer telle ou telle substance reconnue efficace dans certaines affections, et particulièrement dans les maladies de poitrine : l'*asthme*, le *catarrhe*, la *phthisie pulmonaire*.

Pour attacher quelque importance à cette forme nouvelle de médicament, il faut reporter son attention sur l'action physiologique des voies pulmonaires, sur la puissance d'absorption que la nature leur a dévolue : fonction trop longtemps méconnue, aujourd'hui heureusement moins négligée, et qui peut, selon moi, devenir, dans des mains habiles, un véritable filon d'or pour la thérapeutique.

Sur cette question je me trouve en conformité parfaite d'opinion avec M. le docteur Demarquay, qui a lu dernièrement à l'Académie de Médecine un Mémoire très-sérieux, où il établit d'une manière irrévocable l'extrême facilité avec laquelle les voies pulmonaires absorbent les médicaments en dissolution dans l'eau et réduits en poussière au moyen d'un appareil. Les expériences nombreuses et concluantes auxquelles il s'est livré ne laissent plus aucun doute sur cette question, désormais, grâce à lui, définitivement résolue.

Aussi, c'est par une étude sur l'absorption pulmonaire que je veux commencer ce travail. J'emprunterai à une remarquable leçon de Bérard les principaux traits qui la distinguent. Après l'avoir lu, on comprendra mieux l'idée qui nous a dirigé dans nos recherches et le degré d'intérêt qu'elles peuvent offrir.

J'ajouterai que jamais le moment de les faire connaître ne fut plus opportun. De tous côtés, en effet, un mouvement général entraîne les meilleurs esprits dans cette direction, comme si chacun obéissait à un mot d'ordre. C'est qu'il sonne une heure dans les sciences, comme dans les lettres, comme dans les arts, où l'on voit se produire, dans un sens ou dans un autre, une tendance irrésistible qui doit être considérée comme une marche en avant, une étape naturelle du progrès.

NOUVEAU

TRAITEMENT RESPIRATOIRE

DES

MALADIES CHRONIQUES

DE

LA POITRINE

Chacun a pu faire la remarque que des individus qui exercent certaines professions, tels que les bouchers, les charcutiers, les cuisiniers, ont généralement de l'embonpoint, et une exubérance manifeste de santé. A quoi faut-il attribuer ce phénomène, si ce n'est à l'absorption des molécules nutritives suspendues dans l'atmosphère de leur boutique ou de leur cuisine, et qu'ils respirent constamment?

Boile, un jour occupé à piler de la coloquinte dans son laboratoire, reçut la visite de trois amis, qui s'en retournèrent purgés tous les trois comme s'ils avaient pris médecine. Ils n'avaient fait cependant que respirer un air saturé de poudre de coloquinte.

Laissons maintenant la parole à Bérard [1].

« Les voies aériennes sont, dit-il, le siége d'une

---

[1] 57ᵉ Leçon, t. II, p. 613.

absorption gazeuse permanente, physiologique.

« Tous les gaz, autres que l'air atmosphérique, sont absorbés dans le poumon, et, s'ils sont vénéneux, ils causent l'intoxication, alors même qu'il resterait assez d'air atmosphérique pour entretenir la respiration. C'est bien alors un empoisonnement, et non une asphyxie, comme on le répète journellement, même au sein des académies.

« Les substances volatiles portées dans les voies aériennes pénètrent très-promptement dans la circulation. Si on a respiré l'essence de térébenthine, l'absorption de ce principe se traduit bientôt par l'odeur de violette que contractent les urines. L'alcool vaporisé pénètre aussi par cette voie et peut causer l'ivresse.

« M. Piollet (*Archives générales de médecine*, t. IX, p. 610) l'a éprouvé en se tenant la tête dans une vapeur d'esprit-de-vin. Après un séjour momentané dans une cave où se trouvaient de vastes cuves pleines de vin rouge fermentant encore, je me suis trouvé ivre, bien qu'à jeun. C'est par l'intermédiaire de l'absorption pulmonaire que l'éther et le chloroforme introduits dans le système sanguin vont influencer les centres nerveux.

« L'eau en vapeur est absorbée par les poumons et fait augmenter le poids du corps. L'abbé Fontana a informé Cruikshank que s'étant promené quelques heures, en plein air, pendant un temps humide, immédiatement après l'action d'un purgatif, il s'était trouvé, à son retour, plus lourd de quelques onces qu'il ne l'était avant de sortir[1]. Dehaen[2] voyait les hydropiques grossir, qu'il leur permît ou non de boire.

« Si l'absorption cutanée réclame une part dans l'explication de ces faits, cette part est bien minime.

« L'eau à l'état liquide, et par conséquent les autres liquides, peuvent aussi être absorbés dans les voies aériennes. Une circonstance fortuite ou plutôt deux faits imprévus ont révélé que ce pouvoir d'absorber les liquides était énorme dans les voies aériennes. Avant de les citer, je veux vous apprendre que déjà Goodwin[3] avait remarqué qu'un animal peut, sans trop souffrir, recevoir une notable quantité d'eau dans les poumons, et que Schlœpfer[4], répétant ces expériences, en avait confirmé les résultats.

« Voici les deux faits auxquels j'ai fait allusion. Des élèves de l'École vétérinaire de Lyon, voulant tuer un cheval, imaginèrent de lui introduire de l'eau dans la trachée-artère. Leur surprise fut grande en reconnaissant que l'animal n'en était pas trop incommodé. Ils doublèrent, triplèrent la dose, et ne parvinrent à asphyxier l'animal qu'au moment où ils eurent versé 30 litres dans les voies aériennes. Il fallut 40 litres d'eau pour tuer un second cheval.

« L'introduction de deux onces d'eau dans la trachée d'un chat (Goodwin), de quatre onces dans la trachée d'un lapin (C. Magendie), ne les fait pas

[1] Cruikshank, *Anatomie des vaisseaux abs.*, p. 218.

[2] *Id., ibid.*

[3] *The connexion of life with respiration*, trad. par Hallé, p. 17; in-8, Paris, 1798.

[4] *Dissertatio de effectu liquorum*, etc.; Tubingue, 1816.

mourir. L'autre fait a été observé à la clinique de Dessault. Une sonde, qu'on avait cru introduire dans l'œsophage d'un malade, avait été placée dans la trachée ; un bouillon injecté par cette sonde et qui n'alla pas à son adresse n'avait pourtant pas causé de grands accidents.

« Ces faits ne peuvent s'expliquer que par une absorption rapide des liquides introduits dans les voies aériennes. Il vous semble peut-être qu'il est difficile de les accorder avec d'autres faits d'observation journalière : par exemple, avec la toux convulsive que déterminent quelques gouttes de liquide passant dans le larynx, par erreur de lieu, pendant la déglutition. Mais cette sensibilité exquise n'existe qu'à l'entrée du larynx, et les liquides, une fois introduits dans la trachée, n'y causeraient d'angoisse qu'autant qu'il y en aurait assez pour intercepter la respiration. Aussi convient-il, comme l'a remarqué Schlœpfer, de pratiquer la trachéotomie aux animaux sur lesquels on veut expérimenter, et d'introduire l'eau par la plaie de la trachée, afin d'éviter le resserrement spasmodique de la glotte et ses funestes conséquences.

« Si vous supposez maintenant que l'eau introduite dans les voies aériennes tienne des sels en dissolution, il est clair que ces sels seront absorbés avec l'eau ; les expériences le démontrent. *Du prussiate de potasse dissous, introduit par Mayer dans la trachée d'un animal vivant, se retrouvait dans le sang deux ou cinq minutes après l'injection.*

«Lebkuchner[1] *introduisit dans les voies aériennes d'un chat quatre grains de cuivre ammoniacal dissous dans trente parties d'eau; le sang tiré de la carotide, cinq minutes après l'injection, contenait du cuivre ammoniacal.*

« *Du prussiate de potasse injecté dans la trachée d'un chat était apparu au bout de deux minutes dans le sang de la carotide. Le sulfate de fer introduit dans la trachée de deux chats fut reconnu dans le sang de la carotide au bout de six minutes. Le nitrate de potasse avait passé dans le sang de l'aorte deux minutes après son introduction dans la trachée.* (L'animal était mort de convulsions au bout de deux minutes.)

« Les expériences plus récentes de Panizza [2] donnent les mêmes résultats que celles de Mayer et de Lebkuchner. Il a opéré sur des agneaux.

« Il était intéressant de rechercher si les corps solides volatilisés[3], introduits dans les voies aériennes, pénétreraient dans le système vasculaire. Nous devons à Panizza une expérience très-belle et très-concluante sur ce sujet. A l'aide d'un appareil qu'il serait inutile de décrire, il fit respirer à un chevreau de l'iode volatilisé, et *bientôt on trouva cette substance dans le sang de l'artère fémorale, aussi bien que dans le sang contenu dans les cavités du cœur.*

---

[1] *Dissertation inaugurale sur la perméabilité des tissus vivants.*

[2] *Archives générales de médecine.*

[3] Un praticien distingué, M. le docteur Boulu, ayant eu occasion de donner des soins à un fabricant de noir animal, apprit de lui que

« Les poisons, soit volatils, soit autres, mis en contact avec les voies aériennes, ne tardent pas à produire leurs effets pernicieux ou mortels. L'acide cyanhydrique, introduit par la respiration, tue promptement. Un cabiai empoisonné de cette façon fut en quelque sorte ressuscité par l'ammoniaque introduite de la même manière.

« L'action de la strychnine est très-rapide. Enfin la surface des voies aériennes est, sans contredit, la voie par laquelle pénètrent les causes d'une foule de maladies (fièvres paludéennes, coqueluche, typhus, choléra, etc.). Mais, par compensation, *elles*

tous les ouvriers qui entraient dans sa fabrique avec une toux plus ou moins ancienne, ou de l'asthme, guérissaient seuls, et sans qu'on pût attribuer ce résultat heureux à autre chose qu'à l'absorption, par les voies pulmonaires, de la poudre de noir animal répandue en grande quantité dans l'atmosphère de la fabrique.

Cette communication engagea le docteur Boulu à essayer sur lui-même, pour un rhume simple, mais assez tenace, de respirer la poudre de noir animal, mise en jeu par un instrument de son invention, et il se trouva guéri promptement.

Moins convaincu par cette expérience sur lui-même que par les assurances du fabricant, homme intelligent, le docteur Boulu l'engagea à adresser au ministre un Mémoire pour le prier de faire nommer une Commission académique, afin d'expérimenter cette substance. Ce conseil fut suivi ; mais le fabricant mourut avant d'avoir pu faire parvenir son Mémoire, et cette nouvelle substance a attendu jusqu'à ce jour le bon vouloir des expérimentateurs.

M. le docteur Mandl nous a raconté qu'il se disposait à faire des essais auxquels nous ne saurions trop l'encourager.

Cette substance a-t-elle agi simplement comme topique ou comme médicament absorbé ? La question n'a pas été résolue ; mais nous n'y attacherions pas grande importance s'il nous était démontré que, par son emploi, on obtient des guérisons.

pourraient être utilisées comme un moyen actif d'introduction des diverses substances médicamenteuses. »

On voit, d'après ce qui précède, qu'une large porte est ouverte à l'absorption active des médicaments, et qu'il ne dépend que des médecins de leur imprimer une direction dans ce sens.

La respiration des médicaments dans les maladies de poitrine n'est cependant pas une pratique nouvelle. Galien envoyait ses poitrinaires respirer l'air sulfureux des volcans.

De tout temps on a fait respirer l'air ammoniacal, doux et chaud des étables, et quelques malades de la poitrine s'en sont bien trouvés. Il y a longtemps que Colles avait fait avec le cinabre, la cire et une mèche de coton des bougies destinées à brûler dans la chambre des malades. La *Presse médicale* de Dublin, de juillet 1861, raconte que ce médicament trop délaissé vient heureusement de reparaître dans la pratique.

Il y a vingt-cinq ou trente ans que, dans tous les hôpitaux de Paris, on faisait respirer du chlore aux poitrinaires.

Depuis l'établissement des chemins de fer, l'usage des eaux minéro-thermales est devenu général ; et les médecins de ces localités ont fait construire des salles d'inhalation où les malades vont respirer une vapeur aqueuse chargée de principes minéraux, à coup sûr doués d'une action très-salutaire, si elle pouvait être continuée, à toute heure et en toute saison, dans des conditions égales de température.

Dès 1829, le docteur Berton fait inspirer l'iode sous forme de vapeur. En 1831, James Murraz publie une dissertation sur l'iode administré en vapeurs et respiré par les poitrinaires.

MM. Piorry avec la teinture d'iode, Huette avec l'éther hydriodique, Chartroule avec l'iode pur, tous ont appliqué, d'une manière directe, l'iode aux voies pulmonaires, au moyen d'un appareil plus ou moins compliqué.

Un médecin ingénieux, M. le docteur Salles-Girons, a eu l'heureuse idée de réduire en poussière, au moyen d'un appareil pulvérisateur, l'eau minérale de Pierrefonds, et de la faire respirer à ses malades de la poitrine. Les bons effets qu'il a obtenus ont engagé beaucoup de médecins d'eaux thermales à l'imiter. Aussi nous devons considérer la prompte vulgarisation de cette méthode comme un témoignage éloquent des excellents résultats qu'on est en droit d'en attendre.

M. Salles-Girons l'a décorée du nom de *thérapeutique respiratoire*, en professant que tous les agents thérapeutiques liquides ou susceptibles de dissolution peuvent désormais être naturellement administrés par les voies respiratoires.

Cette proposition, contestée dans une discussion

scientifique à laquelle ont pris part MM. Pietra-Santa, Briau, Delore et Fournié (de l'Aude), a été victorieusement soutenue et irrévocablement établie par les expériences sérieuses et concluantes de M. Demarquay [1].

Comme les médecins que nous avons cités, nous avons voulu faire absorber aux phthisiques de l'iode et d'autres médicaments ; et pour cela nous avons imaginé des *cônes fumants médicamenteux*.

Loin de vouloir dénigrer les procédés et appareils de ces confrères distingués, nous prétendons avoir, comme eux, rendu service à la science et à l'humanité ; car ces cônes portatifs, faciles à allumer et brûlant seuls, permettent aux malades de les employer, le jour et la nuit, sans le secours de personne, sans nul obstacle, sans aucun embarras.

J'ai été amené à l'idée de faire brûler ces médicaments en donnant des soins aux asthmatiques. Quand il m'arrivait de leur ordonner de fumer du stramonium ou d'en faire brûler dans leur chambre, beaucoup me répondaient qu'ils ne fumaient pas ; qu'ils ne pourraient s'y habituer ; qu'ils n'avaient pas toujours des charbons allumés sous la main ou une pelle rougie pour faire brûler les feuilles sèches de cette plante, tout en reconnaissant ses vertus sédatives. J'ai cherché alors un moyen plus com-

---

[1] Mémoire lu à l'Académie de médecine, le 16 septembre 1861. Ces expériences ont été répétées et confirmées devant une commission académique.

mode d'appliquer ce remède, et j'ai essayé moi-même de faire avec la poudre de stramonium, le sel de nitre et la gomme, une espèce de cône fumant à la manière des pastilles du sérail, du clou fumant de la pharmacopée ou de certaines baguettes chinoises composées qui, une fois allumées, brûlent lentement sans s'éteindre jusqu'à l'extrémité opposée, en répandant un léger parfum. Je suis parvenu non-seulement à obtenir des produits pharmaceutiques satisfaisants, ces cônes s'allumant avec une grande facilité et brûlant uniformément du sommet à la base en répandant une épaisse fumée dans tous les points de l'appartement, mais encore des effets sédatifs plus manifestes qui m'ont valu des remercîments des asthmatiques auxquels je les ai fait essayer.

Je montrai ces cônes à M. Perdriget [1], en le priant de m'en confectionner de semblables, et de m'en composer d'autres à l'*iode*, à l'*iodure de soufre*, au *camphre*, à l'*opium*, au *benjoin*, au *goudron*, au *sucre*, au *cinabre*, etc., pour faire face à des indications thérapeutiques variées.

Je me plais à lui adresser ici l'expression de ma reconnaissance, non-seulement pour son zèle et l'habileté qu'il a mise dans ses procédés opératoires, mais encore pour le désintéressement avec lequel il m'a fourni les moyens de me livrer à des expériences sans lesquelles je n'aurais aucune opinion arrêtée sur la valeur d'une méthode qui, sans lui, serait

[1] Pharmacien, rue de la Chaussée-d'Antin, 58 *bis*.

encore pour moi plongée dans les nuages de la théorie.

Je me propose de m'occuper plus tard de l'application de ces médicaments aux maladies autres que celles de la poitrine; mais, aujourd'hui, je ne veux parler que de celles-ci, parce que ce sont les plus communes, les plus redoutables, et celles auxquelles notre médication fumigatoire m'a paru s'adresser avec le plus de succès.

Et d'abord, la phthisie pulmonaire est-elle susceptible de guérir? Il y a un parti pris chez beaucoup de médecins, dont cependant chaque jour le nombre tend à diminuer, de nier la possibilité de guérir la phthisie pulmonaire. Nous protestons hautement contre une pareille incrédulité, car elle est désolante pour les malades, coupable envers l'humanité, stérile pour l'art, et en désaccord avec la vérité. En effet, quel est le médecin qui, ayant suivi les hôpitaux avec soin, ayant pratiqué des autopsies cadavériques, n'a pas eu occasion de constater, sur des poumons de vieillards, d'anciennes cicatrices de cavernes tuberculeuses?

J'ai donné, il y a trois ans, des soins à Mme V***, rue Guénégaud, n° 18, pour une bronchite aiguë assez intense. Après vingt jours de maladie, la toux et la fièvre persistaient; quelques stries de sang se montraient chaque jour dans les crachats; l'appétit était nul ; la faiblesse était grande , la maigreur extrême ; le moral seul était intact. Dans cet état de choses, j'examinai avec soin la poitrine, et, à ma grande stupéfaction, je découvris, à la réunion du tiers inférieur avec les deux tiers supérieurs du poumon gauche (face externe), un bruit de souffle énorme, une pectoriloquie comme jamais je n'en avais entendu chez aucun phthisique. Je crus devoir prévenir le mari de cette fâcheuse découverte, et j'aurais été heureux qu'une consultation avec un confrère mît ma responsabilité à couvert. Mais le mari n'ayant pas agréé ma proposition, je continuai mes soins, n'espérant plus la guérison. A cette occasion, M. V*** me raconta qu'avant son mariage Mme V*** avait inspiré des craintes sérieuses pour sa poitrine.

Dix jours plus tard, une amélioration se dessinait ; au bout de vingt jours, le bruit de souffle et la pectoriloquie avaient disparu. La fièvre avait cédé ; mais une maigreur excessive persistait, indépendamment d'une faiblesse extrême, comme on n'en rencontre qu'à la suite des fièvres typhoïdes graves. En effet, cette malade, qui habite un troisième étage, six mois après sa guérison n'avait pu encore descendre dans la rue ; elle ne retrouva l'intégrité de ses forces et son embonpoint accoutumé qu'au bout de dix-huit mois ou deux ans.

Cette prostration excessive, venant après la constatation des signes stéthoscopiques signalés, a été pour moi une preuve de la sûreté du diagnostic ; car une pareille faiblesse ne peut suivre qu'une maladie qui a profondément attaqué les sources de la vie, comme la phthisie ou la fièvre typhoïde.

Si, dans ma pratique, il m'a été donné de constater un cas aussi évident de guérison, je demande combien d'autres ont pu être observés par des praticiens plus occupés, ou placés sur des théâtres plus favorables à ce genre d'observation.

Un excellent praticien de province, M. Leclerc, médecin à Saint-Clair (Seine-et-Oise), a, depuis longtemps, fait la remarque que les tubercules étaient très-communs chez les animaux de la race bovine. Il nous a raconté qu'il avait souvent eu occasion de constater sur les poumons des vaches d'anciennes cicatrices de cavernes. Il pense que ces animaux sont aussi sujets que l'homme à être affectés de la phthisie ; qu'ils guérissent souvent, et que la nature fait seule les frais de leur guérison.

M. le professeur Grisolles convient, dans sa *Pathologie interne*, que la phthisie peut guérir, et que des faits nombreux ont mis cette possibilité hors de doute.

Il est regrettable toutefois que l'opinion de l'incurabilité de cette affection soit encore si répandue ; car elle paralyse tous les efforts qu'on serait tenté de faire pour parvenir à la guérir, et c'est peut-être à cette cause qu'il faut attribuer la lenteur des progrès de la thérapeutique contre cette maladie. Sans doute, l'étude des symptômes est en progrès, et l'auscultation par une oreille exercée permet de lire

et de voir à travers les parois de la poitrine,
mieux qu'autrefois, où commence le mal, où il finit,
et dans quelle période de maturité il se trouve.

Cependant, si notre ami, M. le docteur Briau, dit
vrai, il se commettrait encore, même de la part des
médecins les plus capables, des erreurs radicales de
diagnostic. Suivant lui, des guérisons ont été obtenues aux Eaux-Bonnes sur des malades réputés caverneux, qui étaient simplement affectés de catarrhe
avec dilatation des bronches.

Sans doute, on n'a pas encore trouvé le remède
spécifique de la phthisie pulmonaire, et les guérisons
qu'on a obtenues sont plutôt l'œuvre de la nature,
le fait d'une crise, dans laquelle l'organisme a triom-
phé par lui-même et sans un secours appréciable ;
mais cependant des faits cités par des hommes ho-
norables, des praticiens distingués, ne laissent aucun
doute sur l'efficacité du traitement par l'iode employé en inspiration.

MM. Piorry et Chartroule en citent des exemples
assez nombreux.

M. Fournier (de l'Aude) affirme que le gaz acide
sulfhydrique qui se dégage des eaux thermo-sulfu-
reuses est un des principaux agents de la curation
des maladies de la poitrine par son contact direct
avec les lésions.

Cette opinion est partagée par beaucoup de médecins d'eaux minérales.

Il faut donc redoubler de persévérance, s'ingénier
à trouver des moyens nouveaux, en donnant, autant

que possible, la préférence à ceux dont l'action peut directement se porter sur le mal lui-même, agissant tout à la fois comme topique et comme médicament absorbé.

C'est dans cet ordre d'idées que j'ai expérimenté contre l'asthme les cônes stupéfiants de stramonium, ceux de camphre, ceux d'opium, avec un succès qui ne s'est pas démenti chaque fois que j'ai pu en faire usage.

J'ai expérimenté ceux d'iode, d'iodure de soufre, de benjoin, de baume du Pérou, de goudron, contre le catarrhe et la phthisie pulmonaire, et un soulagement marqué a généralement suivi. Mais de tous ces médicaments, l'iode est celui qui joue le premier rôle ; c'est celui qui semble appelé à devenir plus spécialement la providence des poitrinaires.

Dès mes débuts dans la carrière médicale j'ai envisagé la phthisie comme étant le plus souvent une des formes de la scrofule. Plus j'ai étudié ces deux maladies, plus j'ai vu mourir dans les hôpitaux de malheureux enfants scrofuleux et poitrinaires tout à la fois, plus ma conviction à cet égard est devenue profonde. Aussi je me suis naturellement posé cette question : pourquoi ne pas administrer aux poitrinaires le traitement qui réussit sur les scrofuleux ?

Cette réflexion, que je croyais faire le premier, d'autres, plus anciens dans la carrière, l'avaient faite avant moi et avaient eu l'heureuse idée d'appliquer le remède ; mais la plupart méconnaissaient les lois de l'absorption pulmonaire, et il n'était donné qu'à bien peu de praticiens d'essayer de faire pénétrer le remède par la voie de cet organe, que la nature a doué d'une si active et si admirable puissance d'absorption.

Ainsi, on peut lire dans les *Archives générales de médecine*, 1829, t. XIX, p. 136, une lettre de M. le docteur Berton, qui annonce que, « convaincu du peu d'efficacité contre la phthisie pulmonaire de l'iode employé en frictions, et du danger d'administrer cette substance par les voies digestives, il l'a fait inspirer sous forme de vapeurs. Dans un flacon à deux tubulures il met de l'acide sulfurique étendu, puis il projette un quart ou un demi-grain par jour d'hydriodate de potasse ; aussitôt l'*iode* se dégage en vapeurs, et il fait respirer ces vapeurs aux malades par l'une des tubulures du flacon ; il fait renouveler ces inspirations de quatre à dix fois par jour, et chacune dure quatre à cinq minutes. D'une part, et par des expériences sur des animaux vivants, M. Berton s'est assuré de l'innocuité d'une atmosphère chargée de vapeurs iodurées. D'autre part, trois phthisiques, sur lesquels il a essayé ce moyen, non-seulement n'ont eu aucun accident, mais ont paru éprouver quelque amendement. Cependant, comme M. Berton ne se dissimule pas la difficulté de prouver pendant la vie l'existence des tubercules pulmonaires, il n'ose pas affirmer les bons effets des vapeurs iodurées dans cette maladie ; mais il croit pouvoir les garantir dans les *bronchites chroniques*. Il s'appuie du bien-être qu'éprouvent de l'air de la mer certains phthisiques, et rappelle que Laennec a vu des phthisies rester stationnaires, par cela seul que des malades avaient été placés dans une salle où l'on avait accumulé des varechs. »

On lit encore dans les mêmes *Archives* de 1831, t. XXV, p. 594 [1] :

« L'iode, dit-il, en raison de la propriété qu'il possède de se réduire facilement en vapeurs à l'aide de l'humidité, et de se maintenir dans cet état à de basses températures (celle de l'atmosphère, par exemple), est un des médicaments les plus propres à administrer par inhalation. De plus, on connaît son action pour combattre les affections scrofuleuses et les tumeurs de diverse nature. Cette action puissante ne pourrait-elle pas être employée utilement contre les tubercules et quelques autres lésions du tissu des poumons, lésions qui très-souvent reconnaissent pour cause la diathèse scrofuleuse? L'auteur assure qu'il en a fait usage plusieurs fois avec avantage, même dans des cas désespérés; il en a toujours obtenu une amélioration au moins passagère dans l'état du malade; la toux a diminué, l'expectoration a été rendue plus facile, et le sommeil a été plus tranquille. Peut-être, ajoute-t-il, ces heureux effets ont-ils été favorisés par la température constante qu'on entretient dans l'appartement. Une

---

[1] Dissertation de James Murray, en un volume, sur l'influence de la chaleur et de l'humidité, avec des observations pratiques sur *l'inhalation de l'iode* et de *diverses autres vapeurs* dans la phthisie, le catarrhe, le croup, l'asthme et autres maladies.

soucoupe ou une fiole ouverte contenant de l'iode mouillé est suspendue dans le jet de vapeur que fournit un tube adapté à une bouilloire ordinaire ; l'iode se volatilise et se répand dans la chambre sous forme de vapeurs violettes. Pendant l'été, une petite capsule remplie d'iode humide et placée dans un vase d'eau chaude, fournit des vapeurs abondantes, qu'on peut à volonté diriger sur la figure du malade à l'aide d'un petit tube de verre. On peut modifier au gré du malade la quantité d'iode répandue dans l'atmosphère. »

Enfin, M. Chartroule a lu, le 22 octobre 1850, à l'Académie des sciences, un Mémoire intitulé :

De l'emploi de la vapeur d'iode dans le traitement de la phthisie pulmonaire ; en voici les conclusions :

« 1° L'emploi de l'iode, administré sous différentes formes, peut avoir dans la curation des tubercules en général, et dans celle des tubercules des poumons en particulier, une grande utilité. Il ne présente aucun inconvénient.

« 2° C'est vers le poumon qu'il est surtout utile de porter ce médicament, dont l'extrême volatilité rend l'emploi facile.

« 3° L'usage de l'iode en vapeurs n'exclut pas celui de la teinture en frictions et de l'iodure de potassium à l'intérieur.

« 4° On peut se servir avec avantage et des appareils contenant de l'iode et des cigarettes contenant une certaine proportion de cette substance.

« 5° Il est préférable d'employer l'iode que l'huile

de foie de morue ; car cette huile, dont le goût est détestable, est moins efficace que l'iode lui-même, auquel elle paraît devoir ses propriétés curatives.

« 6° L'usage de l'iode n'exclut en rien celui d'un régime réparateur, de la respiration d'un air chaud et sec, en un mot, de tous les autres moyens qu'il peut être utile de prescrire aux phthisiques. »

Je ne prétends pas que l'iode soit le seul et unique remède à employer contre la phthisie pulmonaire ou laryngée, car moi-même j'alterne quelquefois les fumigations iodées avec celles de *benjoin*, de *goudron*, de *Tolu*, de *camphre* et de *stramonium*, sans compter le traitement général et le régime appropriés à ces sortes de maladies. Mais je le considère comme occupant le premier rang ; et je m'efforce d'en saturer les malades par le moyen le plus actif, c'est-à-dire par les fumigations. Ainsi je leur recommande de vivre sans cesse dans une atmosphère de fumée, par conséquent de faire brûler plusieurs fois par jour dans leur chambre les *cônes d'iode* ou autres, afin de respirer constamment le médicament indiqué. On pourrait nous reprocher de perdre dans la chambre une grande quantité du médicament. Sans doute il s'en perd, mais la chambre en est mieux saturée, et quand les cônes ne brûlent plus, le malade respire encore l'iode suspendu dans cette atmosphère close. C'est un avantage que n'offrent pas les autres procédés. Je veux que le malade vive dans la fumée de l'iode comme un fumeur au milieu d'une atmosphère de fumée de tabac. C'est à cette condition que nous pouvons espérer que le traitement, pourvu qu'il soit continué longtemps, c'est-à-dire des mois et même des années, sera susceptible d'amener une fonte des indurations tuberculeuses du poumon ou la cicatrisation des cavernes.

On serait dans une grande erreur si on se figurait que cette vapeur qui obscurcit l'air de la chambre doit asphyxier les malades. Pour moi-même ce n'a pas été un médiocre sujet d'étonnement, quand j'ai commencé ces expériences, de voir ces malades non-seulement ne pas tousser, mais respirer avec plus d'aisance que dans un air non chargé de vapeurs.

Je suis donc arrivé par un autre chemin aux mêmes résultats que MM. James Murray, Piorry et Chartroule.

Bien des médecins ont essayé les inspirations d'iode, et ils y ont renoncé à cause de l'irritation qu'ils ont cru remarquer sur le larynx. M. le docteur Briquet est dans ce cas, et il le regrette beaucoup, persuadé, dit-il, que l'*iode* est le médicament souverain de la phthisie.

J'espère que, grâce à nos *cônes iodés*, dont la description lui a plu, il reviendra à l'usage de ce médicament précieux qu'il m'a avoué n'avoir abandonné qu'à regret.

J'ai fait composer des cônes d'*opium* dont la nécessité s'était fait sentir chez des phthisiques qui accusaient de fortes douleurs dans la poitrine, au niveau des clavicules et sous les omoplates, accompagnées d'insomnies pénibles. Le soir, en guise de potion calmante, le malade faisait brûler un ou deux *cônes d'opium* et s'endormait plus calme.

Cette manière d'administrer l'opium n'a pas autant l'inconvénient de rendre la bouche pâteuse et d'arrêter l'expectoration des bronches, que pris sous forme de potion. Ces cônes d'opium sont également applicables à ces cas de pleurésie ou de pleuro-pneumonie remarquables par l'excessive douleur qui les accompagne; car je pense, avec Sarcône (de Naples) et Chomel, qu'un bon moyen de modérer l'inflammation, c'est de calmer les douleurs, quand elles sont très-vives et disproportionnées avec les symptômes inflammatoires.

Je crois donc que, sans en faire abus, comme les Chinois, ces fumigations opiacées sont destinées à rendre de grands services, même dans une foule de cas autres que ceux des maladies que j'ai signalées.

Dès qu'un malade vient réclamer mes soins pour une affection de poitrine, si l'auscultation me démontre de la matité au sommet d'un des poumons ou des deux, une faiblesse du bruit respiratoire, une toux plus ou moins vive, une expectoration plus ou moins abondante, teinte ou non de filets de sang, après avoir indiqué à ce malade la tisane de lichen, ou de fucus crispus, ou de bourgeons de sapin, le sirop de gomme et de Tolu, les Eaux-Bonnes, le lait d'ânesse, un vésicatoire au bras, des cautères volants, l'huile de foie de morue, etc., je n'oublie jamais de lui ordonner de respirer la vapeur des *cônes fumants* d'*iode*, de *benjoin* ou de *goudron*.

Le malade doit rester plongé jour et nuit dans cette atmosphère et la respirer constamment.

Pour cela, il suffit de faire brûler, dans une chambre de grandeur moyenne, un ou deux *cônes*, le matin, pour la journée, et un ou deux, le soir, pour la nuit.

Sous l'influence de ce traitement fait avec suite, j'ai vu, au bout de moins de deux mois, la matité diminuer ou disparaître, et le bruit respiratoire reprendre sa force et son élasticité.

Ces malades étaient-ils tuberculeux? Les symptômes généraux et les symptômes locaux fournis par l'auscultation m'autorisent à le croire. En procédant par voie d'exclusion, ma conviction, à cet égard, se fortifie encore; car je ne vois pas à quelle autre maladie on pourrait rattacher une matité du sommet du poumon avec faiblesse du bruit respiratoire. Serait-ce à la pleurésie? Mais la pleurésie a presque toujours son siége à la partie inférieure de la plèvre; la toux est sèche et la voix est chevrotante.

Serait-ce au catarrhe chronique? Mais alors il faudrait que l'inflammation eût durci ou tuméfié les tuyaux bronchiques à un point extraordinaire pour que la matité et la faiblesse du bruit respiratoire en fussent le résultat.

Je n'en connais pas d'exemple. Rien au contraire de plus commun que ces tuberculeux du premier degré.

Aux malades affectés de catarrhe pulmonaire chronique, ou subaigu, je prescris un vésicatoire, la décoction de gruau, de lichen ou de lierre terrestre ; le sirop de gomme, de Tolu ; l'huile de croton sur la poitrine ; en un mot, tout le cortége des médicaments réputés les plus actifs et les plus efficaces en pareils cas. Puis, j'y joins les fumigations faites à l'aide des cônes au *baume du Pérou*, au *benjoin*, au *camphre*, aux *bourgeons de sapin* ou au *goudron*, suivant la susceptibilité des malades à supporter la vapeur des uns ou des autres. Comme aux phthisiques, je leur conseille de brûler un ou deux cônes, le matin, pour le jour, et autant, le soir, pour la nuit. Cette prescription est naturellement moins restreinte si la chambre du malade est destinée à s'ouvrir souvent.

Lorsqu'il existe une irritation subaiguë, je prescris des cônes dont la fumée est plus douce, comme ceux de *guimauve*, de *lycopode* ou de *sucre* allié à la poudre sèche de *guimauve*.

Ces fumigations activent la guérison, mais ne constituent pas à elles seules le traitement : les révulsifs cutanés et les exutoires y jouent toujours le premier rôle.

Aux asthmatiques exempts d'une irritation catarrhale trop vive j'ordonne, pendant les accès, les sinapismes, les infusions de citronnelle, les fumigations avec les cônes de *stramonium*, de *camphre* ou d'*opium* ; mais j'ai recours hardiment, si le mal résiste, aux cautérisations légères sur la paroi postérieure du pharynx avec l'ammoniaque affaiblie, excellent moyen qui fit, il y a vingt ans, la fortune médicale et pécuniaire de Ducros (de Marseille), devenu le médecin de la princesse Adélaïde, qu'un asthme tourmenta pendant les dernières années de sa vie, et qu'il réussissait à calmer par ce moyen.

Les cônes de *stramonium* sont un remède palliatif, très-efficace et souverain : mais ils n'empêchent pas les accès de se reproduire sous l'influence des variations atmosphériques. Par la cautérisation j'ai réussi à guérir quelques asthmatiques et à en soulager un plus grand nombre.

J'ai appliqué aussi les fumigations au rhume de cerveau, maladie fort incommode, quelquefois même douloureuse, et malheureusement très-commune dans notre climat.

Autrefois j'essayais toujours au début de faire faire à mes malades des fumigations aqueuses avec une infusion de mauve ou de violette ; mais j'ai remarqué que beaucoup de malades, ne s'y prêtant qu'à contre-cœur, observaient mal la prescription, et n'en retiraient par conséquent aucun bénéfice. Dès lors je leur ai ordonné les fumigations faites avec les cônes de *poudre de guimauve*, de *lycopode*, de *sucre et guimauve*, ou de *camphre* ou d'*opium* ; et je remarque qu'une amélioration ne tarde pas à se manifester. Je ne suis pas le seul à reconnaître qu'elles sont l'agent le plus actif de la guérison, par leur action topique tour à tour adoucissante et stimulante qui convient aux deux périodes de la maladie. J'ai vu M. Trousseau ordonner dans le coryza de faire brûler du sucre en poudre sur une pelle rougie et d'en respirer la vapeur. Je n'ai donc en cela fait qu'une chose, faciliter l'application du remède dans sa forme, ce qui, il est vrai, contribue à le rendre plus efficace, puisque son emploi est plus facile. Je connais nombre de personnes qui, d'après mes prescriptions, ne traitent pas autrement leur rhume de cerveau. Dans leur chambre, le jour et la nuit, dans leur bureau, dans leur administration, ils font brûler des cônes au camphre, à la guimauve, ou au sucre; ils retrouvent et continuent ainsi très-aisément leur médication hors de chez eux.

OBSERVATIONS.

Je commencerai par citer quelques observations empruntées à la pratique de MM. Piorry et Chartroule, tendant à prouver l'efficacité des inspirations d'iode dans le traitement de la phthisie pulmonaire ou laryngée. — J'en citerai ensuite quelques-unes qui me sont personnelles et qui m'ont donné des résultats satisfaisants par la vaporisation des cônes médicamenteux.

« Des résultats remarquables, dit M. Piorry [1], des améliorations inespérées, des guérisons même furent obtenues à la Pitié ou dans ma pratique particulière. Tels sont les faits suivants :

« I. Un horloger, âgé de soixante ans, présentait de vastes cavernes à gauche, au niveau de l'angle infé-

[1] *Traité de médecine pratique*, atlas de plessimétrisme.

rieur de l'omoplate ; elles étaient entourées d'un
tissu dur. Cet homme crachait des quantités consi-
dérables de pus ; et ce fut une chose bien remarquable de voir, à quarante-huit heures de distance
et sous l'influence de la vapeur d'iode, diminuer
d'une manière graduée et successive l'espace oecupé
par la matité, et de façon à ce qu'en moins de deux
mois ce malade très-amaigri, hypémique au suprême
degré, revint complétement à la santé.

« II. Une jeune demoiselle de Melun, traitée par
l'honorable docteur Fantin, médecin de cette ville,
et par moi, présentait, au sommet du poumon droit,
des indurations et des cavernes pneumophymiques
très-manifestes. Elle était hypémique et hydrémique,
et expectorait des crachats puriformes. Les menstrues
avaient cessé. Sous l'influence des vapeurs d'iode,
d'un régime réparateur et de bons soins hygiéniques,
cette demoiselle s'est rétablie à un point, qu'il reste
à peine de matité au sommet du poumon droit, et
que les évacuations périodiques sont reparues et s'ac-
complissent d'une manière régulière.

« III. Un ouvrier bottier, entré il y a seize mois à
l'hôpital de la Pitié pour une splénopathie, dont
l'alcoolé de quinine le rétablit complétement, était en
même temps atteint de vastes indurations et d'exca-
vations pulmonaires à droite et en haut. Le malade
expectorait des matières pyoïdes et nummulaires.
Un amaigrissement considérable avait lieu, et les
autres symptômes de la phymémie chronique se des-
sinaient d'une manière évidente. Sous l'influence

des vapeurs d'iode, cet homme, un an après, ne présentait plus, lors de mon examen, aucune trace de ces accidents.

« IV. Je viens de voir une dame habitant Plaisance, près Paris, chez laquelle, sous l'influence des préparations iodées, se sont dissipés les signes matériels et les symptômes d'une induration tuberculeuse existant au sommet du poumon droit. »

Il ajoute : « Mes devoirs de professeur de clinique médicale de la Charité exigent que j'examine avec un soin particulier les malades de mon service ; or, j'avais, chez quatre phymopneumoniques, nettement circonscrit par des lignes noires des indurations présumées tuberculeuses existant au-dessus des clavicules. Ces malades furent soumis aux inspirations des vapeurs d'iode : en huit jours, chez deux d'entre eux, les symptômes locaux et généraux se dissipèrent ; il ne resta plus que les caractères du catarrhe chronique des auteurs, avec expectoration de mucosités transparentes. Chez les deux autres la matité a disparu dans l'étendue d'un centimètre à la circonférence des points indurés, et il y a une amélioration des plus marquées dans les troubles fonctionnels. »

M. le docteur Chartroule cite les observations suivantes :

« I. Une dame, âgée de vingt-trois ans, et de tempérament lymphatique, avait été prise, à la suite d'une seconde parturition, d'une toux assez fréquente qu'elle attribuait à un rhume négligé, d'hémoptysies

répétées, d'inappétence, d'une faiblesse progressive
et d'une maigreur assez considérable. Après un traitement qui n'eut pas de succès, elle fut soumise, sur
la consultation d'un professeur de l'Ecole, à l'huile de
foie de morue et au sulfate de quinine ; le sulfate de
quinine était donné dans le but de couper la fièvre
qui apparaissait régulièrement tous les soirs. Ce second traitement n'eut pas plus de succès que le premier, et les médecins jugèrent que la malade n'avait
aucune chance de guérison. C'est sur ces entrefaites
que je fus appelé. Voici ce que j'observai : une toux
fréquente avec augmentation pendant la nuit, insom-
nie prolongée, crachats mousseux, quelques-uns opa-
ques et d'une coloration verdâtre ; la poitrine accuse
de la matité dans tout le côté gauche ; il s'y fait enten-
dre un râle sous-crépitant mêlé de quelques craque-
ments rares et dispersés. Je prescrivis d'abord, pour
tout traitement, de fumer une demi-cigarette iodée
chaque jour ; mais dès le lendemain j'en fis fumer
une entière, et le troisième jour deux ; dès ce moment, voyant que la médication iodée était parfaite-
ment acceptée, je passai aux inspirations à l'état pur.
Un amendement notable s'ensuivit et augmenta sans
interruption. Au bout de trois mois, la malade con-
damnée par des médecins très-compétents, et qui en
était évidemment à la première période de la phthisie,
avait repris assez de force pour faire un voyage de
deux cents lieues seule, sans être accompagnée de
personne. Aujourd'hui son état est tel, que tous les
symptômes inquiétants ont disparu, qu'elle a repris

les habitudes de la vie ordinaire et qu'elle a cessé toute espèce de médication.

« II. Le sujet de cette observation est une dame de Paris, âgée de trente-quatre ans, ayant une caverne au sommet du poumon gauche et des tubercules disséminés dans le reste du poumon. Sous l'influence des inspirations d'iode, les symptômes s'amendèrent graduellement; les forces, le sommeil, l'appétit revinrent insensiblement, et elle retrouva la santé.

« III. Le sujet de cette observation est un homme âgé de quarante ans, avec des indurations et des cavernes tuberculeuses à la partie postérieure et moyenne du poumon droit; sous l'influence de l'action directe de l'iode, la matité s'efface, le ronchus caverneux disparaît, l'expectoration diminue, la fièvre cesse, les forces reviennent. L'amélioration est telle, après quelques jours de traitement, que le malade, qui paraissait à l'agonie avant l'inspiration de l'iode, peut se rendre à une distance de quinze lieues de Paris. »

Mlle Louise C***, vingt ans, femme de chambre, teint rose, tousse, depuis longtemps, le jour et la nuit. Elle est bien réglée; mais les menstrues sont peu abondantes. L'auscultation fait reconnaître de la matité au sommet à gauche; en somme, peu d'élasticité dans le jeu des poumons. J'ordonne le lichen d'Islande en décoction, un vésicatoire au bras, des fumigations avec les cônes d'iode, tous les jours; une bonne nourriture. Les fumigations sont bien supportées. Au bout de deux mois, la matité du sommet du poumon gauche, ainsi que la toux, avaient sensiblement diminué ; l'appétit et le sommeil avaient reparu.

Cette malade a quitté Paris pour suivre ses maîtres à la campagne, dans les environs de Rouen. Je sais qu'elle continue à se bien porter.

M***, concierge, rue de Tivoli, se présente à moi dans les conditions les plus fâcheuses. Soixante ans, toux fréquente, expectoration copieuse teinte de sang ; maigreur excessive ; fièvre permanente ; sueurs nocturnes.

L'auscultation indique des indurations des deux côtés, une très-grande faiblesse du bruit respiratoire.

J'ordonne le lichen, l'huile de foie de morue, une bonne nourriture, des viandes fortes rôties, des fumigations avec les cônes d'iode, le jour et la nuit.

Sous l'influence de ce traitement tous les symptômes se calment avec une remarquable promptitude. L'appétit revient le premier ; les forces, le sommeil et l'embonpoint suivent ; enfin, la toux cesse. Ce malade, que chacun condamnait *de visu* comme poitrinaire, reprenait au bout d'un mois et demi ses fonctions dans l'hôtel de l'amiral Cazy.

Mme F***, trente-deux ans, rue d'Antin, 24, d'une grande maigreur, tousse depuis longtemps ; a eu, il y a deux ans, un enfant. Sa respiration est courte ; sa poitrine a très-peu de sonorité ; le bruit respiratoire est faible presque partout ; fièvre permanente ;

ses crachats sont souvent teints de sang. La tisane de lichen, un bon régime alimentaire et les cônes d'iode ne tardent pas à diminuer la toux ; puis, les forces et l'embonpoint reviennent.

Mlle D***, rue de la Chaussée-d'Antin, 39, vingt ans, ouvrière en robes, me fait appeler l'hiver dernier. Elle est alitée, avec une fièvre continue; les pommettes sont colorées ; l'œil est brillant ; elle tousse et crache le sang. L'auscultation démontre l'existence d'une caverne au sommet du poumon gauche.

J'ordonne le lichen privé d'amertume en décoction coupé avec le lait et sucré avec le sirop de gomme, l'huile de foie de morue, et les fumigations avec les cônes vaporisateurs d'iode et d'iodure de soufre.

Au bout de deux mois de ce traitement suivi avec régularité, cette malade se lève, mange, reprend des forces et retourne travailler à son atelier.

Je me réserve de publier dans une seconde brochure beaucoup d'autres observations exclusivement propres à démontrer l'efficacité de notre procédé fumigatoire. Aujourd'hui, nous nous bornons à la simple exposition de nos idées et des motifs qui militent en leur faveur, trop heureux si nous avons réussi à faire pénétrer notre conviction dans l'esprit de nos lecteurs, à voir se généraliser l'adoption de cette méthode, et si des malades voués à une mort presque certaine lui sont redevables d'une guérison inespérée.

Je fais suivre ces observations d'un formulaire, où l'on verra que les médicaments indiqués et préparés sous la forme de cônes fumants ne sont pas tous applicables aux maladies de poitrine : tels sont ceux de cinabre, d'opium, d'oxyde de zinc, de sucre, etc. Mais en les signalant à l'attention des médecins j'ai voulu montrer que toutes les substances susceptibles de se vaporiser sont aptes à être appliquées aux différentes maladies dont elles sont le remède spécifique ou principal, et que leur action par les voies pulmonaires est précieuse pour une foule de malades, comme on en voit souvent, qui, par goût ou par nature, sont mal disposés à absorber les médicaments par les voies digestives.

Je leur ouvre le chemin. C'est à eux de faire dans leur pratique l'application d'autres substances qui leur paraîtront devoir jouir d'une efficacité réelle, comme auxiliaire d'un traitement, dans une foule de maladies. Je leur prédis d'avance qu'ils n'auront qu'à se louer de diriger leur thérapeutique dans ce sens. Outre les vertus qu'ils lui reconnaîtront, ils ne seront pas désagréablement surpris de voir les malades accueillir cette médication avec faveur. C'est un avantage qui, au temps où nous vivons, et au milieu de l'anarchie des idées médicales qui trouble l'esprit des gens du monde, n'est pas à dédaigner; qu'il soit dû à sa nouveauté, à l'attrait de sa forme, ou à ses vertus, peu importe.

FORMULAIRE.

CONES IODÉS.

℞ Iode. . . . .   5 grammes.
    Poudre de guimauve . .   40   —
    Sel de nitre   35   —
    Alcool. . . . .   Q. S.
    Eau . . . .   Q. S.

Triturez l'iode avec l'alcool pour obtenir une division extrême; ajoutez le sel de nitre et la poudre de guimauve;
faites un mélange intime, et, au moyen de l'eau, formez une
pâte assez ferme pour pouvoir la manipuler et la diviser en
dix cônes égaux suivant le modèle. Faites sécher.

CONES A L'IODURE DE SOUFRE.

Même formule que ci-dessus et même manipulation.

On peut ajouter à ces deux formules une proportion de
benjoin, comme nous l'avons fait plusieurs fois.

CONES AU CINABRE.

℞ Poudre de guimauve . .   40 grammes.
    Sel de nitre   40   —
    Cinabre..   20   —
    Eau. . . . .   Q. S.

Mélangez exactement les trois substances, et faites avec
l'eau une pâte ferme, que vous diviserez en dix cônes. —
Chaque cône contient 2 grammes.

CONES AU STRAMONIUM.

```
℞ Stramonium pulvérisé. .   40 grammes.
   Sel de nitre . . . . . .   40      —
   Guimauve pulvérisée ou
      lycopode  . . . . . .   10      —
   Eau . . . . . . . . . .   Q. S.
```

Faites avec la poudre de guimauve ou de lycopode et l'eau un mucilage liquide, auquel vous ajouterez les deux autres substances préalablement mélangées. — Divisez en dix cônes.

CONES A LA BELLADONE.

Même formule.

CONES A LA DIGITALE.

Même formule.

CONES AU GOUDRON.

```
℞ Goudron purifié . . . .   30 grammes.
   Guimauve pulvérisée . .   35      —
   Sel de nitre . . . . . .   35      —
```

Mêlez et divisez en dix cônes.

CONES AU BAUME DE TOLU.

Même formule que celle de goudron.

CONES A L'OPIUM.

```
℞ Poudre de guimauve . .   40 grammes.
   Sel de nitre . . . . . .   40      —
   Opium pulvérisé . . . .   2,50
   Eau . . . . . . . . . .   Q. S.
```

M. Faites dix cônes. Chaque cône contient 0,25 d'opium.

CONES AU CAMPHRE.

2⁄ Camphre pulvérisé . . . 30 grammes.
Sel de nitre . . . . . . 30 —
Poudre de guimauve ou
lycopode. . . . . 30 —
Eau . . . . Q. S.

Pour dix cônes.

CONES AU SUCRE.

2⁄ Sucre pulvérisé. . . . . 45 grammes.
Sel de nitre . . . . . . 45 —
Poudre de guimauve ou
lycopode . . . . 20 —
Eau. . . . . Q. S.

Pour dix cônes.

CONES AUX BOURGEONS DE SAPIN.

2⁄ Bourgeons de sapin . . 30 grammes.
Lycopode . . . . 20 —
Sel de nitre . . . . . . 30 —

Pour dix cônes.

CONES AU BENJOIN.

2⁄ Benjoin. . . . . 30 grammes.
Guimauve pulvérisée ou
lycopode. . . . . . . 35 —
Sel de nitre. . . . . . 20 —

Pour dix cônes.

CONES D'OXYDE DE ZINC.

2⁄ Oxyde de zinc . . . . . 30 grammes.
Poudre de digitale. . . . 20 —
Sel de nitre . . . . . . 30 —
Pour dix cônes.

Toutes ces préparations doivent être séchées à l'étuve et conservées dans un endroit sec. On peut les renfermer dans des boîtes, ou mieux encore dans des bocaux, ayant un double fond percé à jour par une multitude de petits trous [1], et contenant de la chaux anhydre, qu'on aura soin de renouveler tous les trois mois.

[1] Ce procédé est celui de Vernaut, un des hommes les plus ingénieux que nous ayons connus. Il l'a appliqué avec le plus grand succès à la conservation des sucres préparés chez les confiseurs. On peut voir exposés chez tous les épiciers de Paris ses bocaux remplis de sucre d'orge ou de caramel, qui se conservent indéfiniment avec leur transparence et leurs brillantes couleurs, grâce à ce procédé bien simple.